Sobrevivendo às Festas de Fim de Ano:

Orientações para não perder o foco da Saúde Metabólica em tempos festivos.

Haroldo Falcão Ramos da Cunha

Sumário

Quem sou

Meu nome é Haroldo Falcão. Sou Médico Nutrólogo. Graduei-me em Medicina pela Faculdade de Medicina da Universidade Federal do Rio de Janeiro e fiz Residência em Clínica Médica no Hospital Universitário Pedro Ernesto / HUPE-UERJ. Dediquei-me – e ainda me dedico à Medicina Intensiva – desde os tempos de acadêmico, em 1998. Tornei-me especialista nesta especialidade com título pela Associação Brasileira de Medicina Intensiva.

Quis o destino despertar minha atenção para os aspectos metabólicos do paciente grave. Os casos graves e complexos, típicos das Unidades de Cuidados Intensivos, alimentou cada vez mais meu interesse no campo do metabolismo, de modo que a fagulha de interesse se tornou uma chama. E com o cuidado devido, de chama tornou-se uma fogueira.

Assim, decidi aprofundar minha formação no assunto. Voltei para os bancos escolares para rever de modo sistemático o suporte nutricional e metabólico ao paciente grave. Conquistei o Título de Área de Atuação em Terapia Nutricional Parenteral e Enteral, pela Sociedade Brasileira de Nutrição Parenteral e Enteral / BRASPEN. Com os novos conhecimentos foi mais fácil ajudar nossos pacientes mais graves a sobreviver à fase aguda da doença com a estratégia nutricional adequada.

Mas uma coisa me inquietava. A Medicina Intensiva podia até estar cada vez mais preparada para lidar com toda a sorte de doenças graves. Mas o cuidado à saúde no nível mais básico de assistência deixava muito a desejar. Diabetes, obesidade, sedentarismo, tabagismo, alimentação inadequada... todos esses problemas estavam por aí. Bem verdade sendo combatidos com medicamentos cada vez mais modernos. Havia, porém uma grande oportunidade de trabalho no campo dos hábitos de vida, da educação e da implementação de estratégias que pudessem melhorar a Saúde anos antes da doença grave chegar.

Motivado para fazer mais por um monte de pacientes que poderiam se beneficiar de esclarecimento e de acompanhamento adequado, parti novamente para os estudos, dessa vez no campo da Nutrologia. Em alguns anos parti para a difícil conquista do título na especialidade e me tornei Especialista – minha segunda especialidade – pela Associação Brasileira de Nutrologia.

Atualmente desenvolvo atividades tanto no ambiente hospitalar, em pacientes de risco nutricional. Nesse grupo, utilizamos estratégias nutricionais sofisticadas, uso de equipamentos e métodos de monitorização. O combate à Doença não termina por aí, mas avança na prática ambulatorial. No consultório, estou empenhado, junto de meus pacientes, de ganhar o máximo de terreno possível para a Saúde metabólica. São *armas* diferentes daquelas usadas no hospital: aconselhamento correto, intervenções nutrológicas adequadas e sustentáveis no longo prazo, uso de medicamentos quando necessário.

De tão interessante, é impossível não estudar o tema sem ter a própria vida modificada. Muitas das práticas apresentadas nesse livro estão incorporadas nos nossos hábitos familiares. Com muito orgulho posso dizer que pratico aquilo que indico a meus pacientes. *Walk the talk*. Ou, como diz a expressão em inglês, *skin in the game*, algo parecido como "ter o seu pescoço na reta".

Em paralelo à vida assistencial, desenvolvo atividades em nível organizacional. Atualmente componho a Câmara Técnica de Nutrologia do Conselho Regional de Medicina do Estado do Rio de Janeiro e estou Presidente do Capítulo RJ da Sociedade Brasileira de Terapia Nutricional Parenteral e Enteral no biênio vigente. Participo também da vida organizacional da Sociedade Brasileira de Nutrição Parenteral e Enteral, da qual sou Vice-Presidente.

Como deu para perceber, gosto muito de escrever, de dar aulas e de ensinar. Para mim, o professor é quem primeiro aprende.

Nesse mundo interconectado, não é difícil me encontrar. Caso queiram agendar consulta, marcar uma teleconferência, ou enviar perguntas, é fácil me encontrar. No Twitter você me acha como @haroldofalcao; no Facebook, na página profissional que tem meu nome. Também estou no Instagram como drharoldofalcao. E no LinkedIn (com link para o currículo Lattes).

Bom, já falei demais. Vamos adiante?

Introdução

Dos aromas mais marcantes de minha infância, o da rabanada na véspera de natal era o campeão. O cheiro da canela invadia toda a casa, e dava para sentir do lado de fora. Era uma instituição sagrada de fim de Ano.

A iguaria marcava nos meus sentidos a movimentação dos últimos dias de dezembro, a proximidade do Natal próximo (e do "enterro dos ossos" no dia seguinte) e a euforia do Ano Novo em Copacabana. O ritual de preparação do doce começava já no final da manhã de 24 de dezembro, com o pão comprado de véspera (tinha que ser de véspera).

Às vezes eu e minha irmã tentávamos reivindicar nosso direito à participar do ritual, fosse cortando o pão, ou molhando-o no ovo, mas nunca durava muito tempo até sermos despachados. Mas tudo bem: o bom mesmo era saber que a rabanada estaria pronta para a noite, para o dia seguinte e, enfim, para toda a semana, até a noite de Ano Novo.

Quem de nós não guarda memórias como essa? E por quê essas memórias ficam tão marcantes? Por quê a vivência é marcada pelas sensações, pelo aroma dos alimentos, pelo prazer do encontro, pela alegria vivida. Percebeu como o alimento reforça de modo muito marcante nossas lembranças? E assim deve ser, pois se o objetivo das celebrações é fazer memória de algum evento importante, nada como fazê-lo em boa companhia, e em boa mesa.

Desde que o homem é homem, as coisas funcionam assim. O ritual de se alimentar em grupo consigo significados que vão além da mera assimilação de calorias. Nutrição é encontro, é reunião, é partilha, seja em torno da fogueira, seja em torno da mesa da sala. E nada como comemorar a abundância da vida com um banquete.

Escrevo estas linhas no último dia de novembro, com dezembro às portas e clima de Natal no ar. Mas não foi o anúncio da Árvore da Lagoa Rodrigo de Freitas, nem os ornamentos de comércio na Nossa Senhora de Copacabana que me sinalizaram a data: foram meus pacientes. Explico.

Para muitos sob meus cuidados, em especial àqueles em luta mais acirrada contra a síndrome metabólica, o diabetes, e a obesidade, o período das Festas de Fim de Ano incluem, "no pacote", algumas preocupações com a dieta, com o peso, com a glicose. *"E aí? Como vai ser? E a dieta? Será que vou ganhar muito peso? O que eu faço?"*.

E você sabe como é. Quando se trata de apetite e comportamento, nosso cérebro não ajuda, e vai pregar peças na gente o tempo todo. Afinal de contas estamos querendo modificar a vontade do doce e outros alimentos viciantes. Por maior que seja a atenção na hora da consulta, estamos sujeitos a "esquecimentos" e "edições" feitos por nossos cérebros ávidos de alimentos gostosos e... prontos para esquecer o que não lhe interessa. Já na forma escrita, temos uma fonte permanente de consulta para o paciente, ou pelo menos um porto seguro por onde podemos começar as discussões sobre o tema.

Com esse trabalho, trago para meus pacientes e leitores algumas "diretrizes de navegação" nos períodos festivos.

E não é à toa que utilizo o termo navegar.

Entendo as dificuldades de preservar a saúde metabólica em meio às ondas (p.ex. alimentos saborosos) que batem ora de um lado, ora de outro.

O importante, porém, é seguir em nosso barquinho avançando cada dia um pouco em direção ao fim, que é a Saúde. Se para alguns, a exposição aos excessos é bem tolerada ou ainda não é uma preocupação, para outros faz diferença. Afinal de contas quero que, ao sacrificar um pouquinho dos excessos alimentares em família esse ano, você possa aproveitar com boa saúde as festas vindouras.

Costuma se dizer que a melhor data para mudar alguns hábitos foi ontem, e que a segunda melhor data é hoje. Não precisamos esperar a virada do ano, ou a Ceia de Natal do Ano que vem para começarmos a mudança, não é mesmo? Não vamos deixar para depois assumir as rédeas de nossa saúde.

Vamos então iniciar nosso percurso?

Três Palavrinhas Antes de Iniciar

Antes de avançarmos no texto gostaria de deixar claro três pontos da maior importância.

Nestes tempos festivos, não deixe de aproveitar o contato com a sua família. Mas lembre-se: nem todo mundo precisa ou quer compartilhar os seus objetivos clínicos. Se algumas práticas e hábitos familiares não estão alinhados ao seu projeto de saúde, isto é uma cruzada pessoal sua.

Por isso não tente, repentinamente, implementar modificações radicais nas tradições familiares. Não vai dar certo, e talvez a festa não seja tão boa.

A *Internet* é uma maravilha. Abriu a caixa de Pandora das informações. Mas nesse mar de dados, existe informação e existe ruído. Muitos cidadãos adquiriram competência no saber nutricional, mas por via das dúvidas, consulte uma fonte avalizada, na forma de um profissional capacitado.

Lembre-se que a Ciência está em constante evolução, e muitas vezes as informações podem soar contraditórias. Entenda, portanto, esse material como um ponto de partida confiável, escrita por um profissional capacitado, e que permitirá ancorar outras informações pescadas da *internet*.

Última coisa importante. Nada do que está aqui substitui o acompanhamento pelo seu médico e pelo seu nutricionista. O primeiro vai alinhar a estratégia nutricional aos seus objetivos clínicos. O segundo vai ajudá-lo a seguir a estratégia proposta, através de táticas individualizadas com base na competência profissional.

Não esqueça: tratamos aqui algumas práticas gerais de utilidade para a maioria das pessoas, mas a assistência é sobre indivíduos e não sobre generalizações.

Por isso, repito: nunca deixe de manter um acompanhamento próximo e personalizado com um profissional capacitado.

As Festas de Fim de Ano, Aqui e Lá Fora.

Um traço presente em várias culturas é a celebração de datas festivas, quase sempre acompanhadas de um padrão alimentar fora da rotina. Refiro-me aos alimentos típicos de cada data, geralmente bem trabalhados, com preparo elaborado, quase sempre saborosos e com fartura na mesa.

Será que esses banquetes festivos têm realmente impacto em nossa saúde e se traduzem em ganho de peso importante?

Essa pergunta sempre foi feita por pesquisadores do tema. E somente em 2016, com a utilização da *internet das coisas* ela pode ser respondida em larga escala, com registros extraídos de balanças digitais e smartphones de milhares de pacientes. Dados de 2924 pacientes foram capturados e analisados no período de 1o. de agosto de 2002 a 31 de julho de 2013. A intenção era saber como as grandes datas festivas, p.ex., Dia de Ação de Graças nos Estados Unidos, Natal na Alemanha, e a Semana Dourada no Japão, contribuíram para o ganho de peso ao longo de um ano inteiro.

Nas amostras dos três países estudados, o ganho de peso médio dos participantes aumentou nos 10 dias que se seguiram a data de Natal em relação aos dez dias prévios.

Esse mesmo comportamento foi identificado em outras épocas do ano, nas proximidades de cada grande festa.

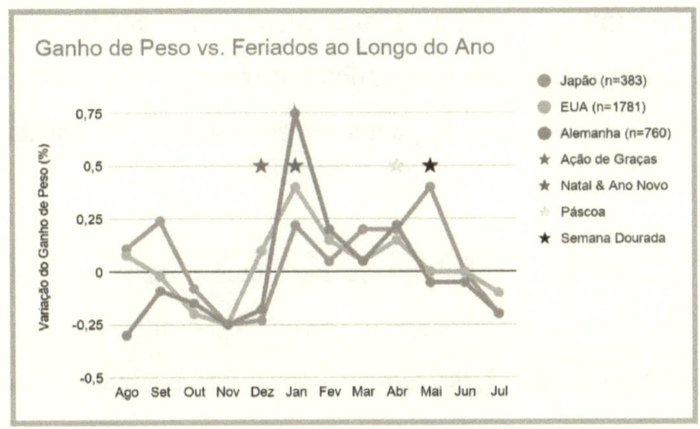

Figura 1. Ganho ponderal percentual em três países ao longo do ano. Datas festivas assinaladas em estrelas. Adaptado de Helander et al[1].

Outros estudos trazem informações complementares interessantes. Segundo Yanovski e colaboradores, a média de ganho de peso no mês de janeiro – após um dezembro "farto" – foi 370 g.

"Só isso?" você vai perguntar.

---

[1] Helander EE, Wansink B, Chieh A. Weight Gain over the Holidays in Three Countries.N Engl J Med. 2016 Sep 22;375(12):1200-2.

Trezentos e setenta gramas foi o ganho médio. Ou seja, muitos pacientes ganharam mais do que isso. E sabe quem eram os pacientes com ganhos acima da média?

Justamente o subgrupo de pacientes com sobrepeso ou obesidade. Nestes, o ganho foi muito superior ultrapassando 2,3kg em até 14% dos pacientes. Na opinião dos investigadores, esse ganho de início de ano pode responder por até 51% do ganho anual de peso esperado para uma população exposta à dieta padrão norte americana[2,3].

Com esse saldo positivo, não é apenas o controle de peso que preocupa, mas o que vem junto com ele, isto é, as complicações metabólicas decorrentes do acúmulo adiposo[4].

---

[2] Yanovski JA, Yanovski SZ, Sovik KN et al. A prospective study of holiday weight gain. N Engl J Med 2000; 342: 861-7

[3] Roberts SB, Mayer J. Holiday weight gain: fact or fiction? Nutr Rev 2000; 58:378-9.

[4] The effect of the Thanksgiving Holiday on weight gain Holly R Hull, Duncan Radley, Mary K Dinger & David A Fields Nutrition Journal volume 5, Article number: 29 (2006)

O número de celebrações em curto espaço de tempo também parece contribuir de modo especial para o ganho de peso.

Nos Estados Unidos, por exemplo, a situação é emblemática. Lá não são duas festas tradicionais de Fim de Ano, mas três. Natal e Ano Novo são antecedidos do dia de Ação de Graças.

Para quem não conhece o *Thanksgiving Day* é um feriado nacional norte-americano e canadense, celebrado em agradecimento pela farta colheita. É uma celebração renovada a cada ano, desde o século XVI, em memória da colheitas e demais "bençãos" da terra. A ideia de um grande banquete de confraternização está na própria origem, nas celebrações entre os primeiros colonos ingleses na América do Norte e nativos americanos da etnia Wampanoag, segundo nos ensina a Enciclopédia Britannica[5].

---

[5] https://www.britannica.com/topic/Thanksgiving-Day

São pratos típicos o peru, o pudim e pães recheados, batatas, *cranberries* e a torta de abóbora. Este grande acontecimento abre com louvor o período da comilança.

No Brasil não costumamos abrir o mês de dezembro com um "dia de ação de graças". Mas festeiros que somos, não faltam os encontros de fim de ano no trabalho, as festas de amigo oculto, a reunião da creche, o jantar da empresa, o churrasco, etc. Do fim de novembro até a virada do ano não nos falta oportunidades de interação social... nem de banquetes.

Tantos festejos em sequência já constituem preocupação para o indivíduo atento à manutenção do peso. Agora imagine se além do controle de peso, existe a necessidade de controle da glicose, de outros parâmetros laboratoriais, dos medicamentos para o diabetes... Essa é justificada – diga-se de passagem – preocupação de pacientes com síndrome metabólica, obesidade, diabetes, esteatose hepática...

Mas por que essas celebrações geram tanta preocupação nos pacientes?

Para responder essa pergunta, é importante é entender a diversidade de estímulos presentes nessas comemorações. E conhecer alguns fatores que nos tornam tão vulneráveis nesses períodos.

Por que Comemos Demais?

O Aquário em que Vivemos

Peixes nascidos em aquários não sabem que vivem confinados. Eles talvez só se dão conta de sua condição se porventura deixarem o aquário. Quer uma analogia mais *high tech*? Pense na pílula vermelha do filme *Matrix*[6]: ao ingeri-la, o herói é transportado para uma realidade – a "verdadeira realidade" – a qual ele jamais poderia imaginar existir. Se preferir uma analogia mas *light*, recomendo assistir o divertido longa de animação *Wall-E,* em que os humanos são representados dentro de uma *matrix* muito peculiar, e engraçada[7].

---

[6] The Matrix (Matrix), Direção e roteiro: Andy Wachowski e Larry Wachowski, produção Joel

Vivemos um cenário parecido. As gerações nascidas após os anos 70 floresceram em uma cultura de ampla disponibilidade de alimentos, *snacks*, calorias líquidas e abundância de alimentos ultra processados, muito diferente da geração de nossos avós.

Mas só demos conta disso com décadas de atraso, com a explosão no número de obesos no Brasil[8] e no mundo[9]. Mesmo profissionais de saúde como os médicos, em todo o mundo, estão nesse barco. Muitos não detém um nível básico de conhecimento a área de Nutrição e Metabolismo. A própria formação acadêmica não parece ajudar na solução desse problema de escala mundial[10].

Silver, Distribuição: Warner Bros. EUA, 1999.

[7] Wall-E, Direção e roteiro: Andrew Stanton, produção Pixar Animation Studios. EUA, 2008

[8] BRASIL, Ministério da Saúde.
https://portalarquivos2.saude.gov.br/images/pdf/2019/julho/25/vigitel-brasil-2018.pdf

[9] WHO. Noncommunicable Diseases (NCD) Country Profiles. Geneva: World Health Organization, 2018c.
[10] Abbasi J. Medical Students Around the World Poorly Trained in Nutrition. JAMA. 2019;

Não surpreende o fato de comportamentos alimentares terem se instalado ao longo de anos e décadas. Esses comportamentos são amplificados em períodos festivos. Por isso costumo investir um bom tempo explicando as relações entre saúde metabólica, alimentos e os determinantes sociais e culturais.

Períodos Festivos Chegando: a Tempestade Perfeita

Além vivermos há décadas sob uma cultura que nos propicia amplo acesso a alimentos obesogênicos, acrescente-se agora o período festivo.

Ora, nosso comportamento alimentar é fortemente influenciado pelo contexto social. Nas celebrações, diversos traços da estrutura e da dinâmica familiar se externalizam na forma dos rituais de alimentação[11].

322(19):1852.
[11] Delormier T, Frohlich KL, Potvin L. Food and

Sabe quando a *nonna* fica chateada quando você não come o prato de massa? É por quê a recusa é entendida como "falta de carinho" ou "desatenção".

Comemos "diferente" dependendo de diversos elementos circunstanciais:

a) quando estamos em grupo, para afirmação do papel social, como os amigos de trabalho (*"o cara que bebe mais cerveja aqui sou eu!"*, *"chegou o comedor de churrasco"*)

b) quando existem expectativas do grupo – *pedir uma costela em um jantar com a familiar*

c) quando queremos agradar - *se for domingo da casa da Vó e não comer a torta alemã que ela fez você vai ter problema..."*)

d) quando somos constrangidos ou não queremos constranger – *"você não vai deixar de comer o bolo de chocolate no aniversário da afilhada, não é? Vai fazer desfeita?"*

---

eating as social practice – understanding eating patterns as social phenomena and implications for public health. 2009; 31(2):215-228

Conformar o comportamento a expectativas pode ser tanto voluntário quando involuntário. Quando voluntário, pode fazer parte de uma estratégia social necessária para o trato harmônico entre diferentes. Quando involuntário, se agradável, gera uma resposta neuro-cognitiva de recompensa, mesmo que não a percebamos[12]. O ambiente gratificante da celebração reforça positivamente a experiência da refeição, do banquete. A gratificação fortalece em nossos cérebros os circuitos de recompensa, e torna a repetição mais prazerosa.

---

[12] Higgs S, Thomas J Social influences on eating. Curr Opin Behav Sci. 2016; 9:1-6

Esses mecanismos de recompensa não são coisas "apenas" da "sua cabeça". Eles envolvem a ação de hormônios além de modificações na estrutura e funcionamento de neurônios cerebrais. De forma que as vias neuronais demoram para ser desfeitas[13]. Por isso vencer hábitos é difícil: existem modificações estruturais a serem vencidas. Exposições breves, mas intensas, como acontece nas festas de fim de ano já são suficientes para as induzir alterações nesses circuitos. A leptina, um desses hormônios está, segundo Guyenet em seu excelente livro *The Hungry Brain*[14], *"anormalmente aumentada em período de exposições repetidas à excessos calóricos. Esse excesso funciona dessensibilizando circuitos cerebrais, reajustando o 'lipostato', ou seja, a regulação de gordura, para um grau acima do habitual"*. É comparável à nossa exposição a um

[13] Wang, G., Shokri Kojori, E., Yuan, K. et al. Inhibition of food craving is a metabolically active process in the brain in obese men. Int J Obes (2019) doi:10.1038/s41366-019-0484-z.
[14] Guyenet, Stephan J. *The Hungry Brain: Outsmarting the Instincts That Make Us Overeat*. 2017.

ambiente com muito barulho: depois de certo tempo nos acostumamos, e para conseguir ouvir algo, temos que gritar cada vez mais.

Além dos determinantes sociais e comportamentais, existem outras variáveis relativas à qualidade e a quantidade ingerida que precisam ser mencionadas:

a) Abundância, diversidade e pronta disponibilidade de comida ("comida na mesa") presente em algumas dinâmicas familiares

b) Alta prevalência de alimentos altamente palatáveis, e com alta densidade calórica

c) Alta prevalência de alimentos ultra processados, incluindo sucos e calorias líquidas na forma de molhos, caldas, compotas, frituras à base de óleos vegetais.

d) Alta prevalência de alimentos com menor teor de proteína, com perda do efeito sacietógeno deste nutriente

e) Alta prevalência de bebidas alcoólicas, com suas calorias e efeitos não-calóricos adicionais

A lista de estímulos é extensa. Viu como é fácil o controle do leme nesta navegação em direção à Saúde?

A conta que vem depois.

As variações no ponteiro da balança refletem apenas o aspecto mais externo da sua Saúde metabólica. É como se fosse a ponta de um *iceberg*. Abaixo do nível das águas há uma montanha de processos metabólicos. Esses processos de desenvolvem diariamente, hora a hora, minuto a minuto e estão sujeitos à variações. Os excessos dos períodos festivos de fim de ano são um exemplo de indutores de variações abruptas.

Além do aspecto sobre o "maquinário metabólico", não posso deixar de fora outra consequência crítica, que é o dano psicológico. Desânimo ("nunca vou conseguir"), baixa autoestima ("nasci para ser assim mesmo"), e pensamentos negativos ("não tenho jeito... nunca vou mudar") exercem consequências terríveis sobre o "moral da tropa". Muitos pacientes podem abandonar uma trajetória de sucesso ao se desesperarem com os ganhos de fim de ano.

Como fica o indivíduo? Fragilizados, muitos acabam se sentindo mais indefesos que marisco entre o rochedo e o mar.

E como enfrentar tamanho desafio?

O primeiro passo é decompor o problema em partes pequenas e, sobretudo, executáveis.

Esse é o segredo para qualquer abordagem de problemas complexos.

Afinal de contas, como você se imagina subindo a escadaria da Igreja da Penha? De uma vez só? Ou subindo degrau por degrau?

Não somos tão frágeis quanto pensamos.

A vontade utilizada para abrir os olhos de manhã, levantar e começar as atividades é a mesma vontade de onde tiraremos a força para implantar pequenos hábitos em torno dos quais venceremos as determinantes sociais e culturais.

Vamos a eles?

Orientações Gerais

Apresentaremos a seguir uma lista de hábitos a serem testados, implementados e consolidados na sua realidade. Eles te ajudarão a transitar melhor ao longo dos períodos festivos e, tenho muitos serão incorporados para a vida, dado o bem-estar que proporcionarão.

Antes porém, vou me deter no tema do hábito. Claro! Por que só consigo substituir um hábito por outro.

O que é um *hábito*?

Segundo o filósofo estagirita Aristóteles, o hábito é uma disposição adquirida através da repetição[15]. Essa repetição faz com que o novo hábito, a pouco e pouco, torna-se automático a ponto de ser considerada uma 'segunda natureza'.

Pense na história de qualquer músico, e me diga se não é assim. A impressão de naturalidade transmitida pelo músico se dá às custas de um grande investimento de tempo, vontade, insistência, exercícios e mais exercícios.

Ao descrever o tema do hábito, Aristóteles assinala alguns atributos:

- Ele é árduo, difícil, custoso em um primeiro momento porém...
- ...com a repetição, torna-se mais fácil,...
- ...com a continuidade torna-se agradável,
- ...podendo ser aperfeiçoado continuamente.

---

[15] Nederman CJ. Nature, Ethics and the Doctrine of "Habitus": Aristotelian Moral Psicology in the Twelfht Centrury. Traditio, 1989; 45:87-110.

- ...e pode se tornar fixo no caráter do indivíduo, como se fosse uma *segunda natureza adquirida;*
- Contudo, em caso de falta de prática, pode se perder.

Para conseguirmos eficiência, não deixe de implantar os pequenos hábitos em sua rotina com a antecedência necessária. Não tente fazer tudo ao mesmo tempo na véspera de Natal. Não vai funcionar.

Comece com um hábito por vez. Será necessário insistir um pouco, pois é justamente a fase árdua de fixação do hábito.

Pense neles, procure programar seu dia, visualizando-o as circunstâncias em que serão aplicados nas próximas 24h. Use a imaginação, escreva, desenhe, arranje um parceiro de empreitada. Faça qualquer coisa que torne o projeto parte de sua vida.

Mantenha as refeições regulares

O que comer antes de um grande banquete? São várias opções. Se você já vem de uma batida à qual se acostumou ao jejum intermitente ou ao estilo de vida *low-carb*, talvez nem sinta mais falta do café da manhã. Mas se não for esse o caso, vamos prosseguir.

Se tivesse que escolher alguma coisa, escolheria ovos. O poder de saciedade conferido por esse alimento é inigualável. Siga regularmente a rotina de refeições, sem se preocupar em comer menos nas refeições anteriores porque será pior: a conta "vem mais cara", pois o desconto será feito em um cenário de alimentos bem mais calóricos que o habitual.

Para se ter uma idéia, esse ponto já foi avaliado inclusive em estudos. Um deles avaliou o impacto de três tipos de café da manhã não apenas sobre o apetite nas horas seguintes à refeição teste, mas também à quantidade efetivamente ingerida.

Os participantes receberam: a) ovos com torradas, b) cereais de milho tipo "sucrilhos" e c) croissant com suco de laranja.

O grupo que comeu ovos - combinação com maior teor proteico e densidade nutricional - teve menor ingestão calórica nas refeições seguintes e maior saciedade no período da manhã[16]

Mas essa saciedade é por causa dos ovos?

Provavelmente não por ser *ovo*, mas pelo fato de tratar-se de um alimento completo, com proteína de boa qualidade, gordura saudável e micronutrientes. Essa combinação confere ao ovo um grande poder de saciedade.

---

[16] Fallaize R, Wilson L, Gray J, Morgan LM, Griffin BA Variation in the effects of three different breakfast meals on subjective satiety and subsequent intake of energy at lunch and evening meal. Eur J Nutr. 2013 Jun;52(4):1353-9. doi: 10.1007/s00394-012-0444-z.

Outras combinações que primem pelo baixo grau de processamento, alto teor de fibras e alta densidade proteico-calórica[17,18]

Não se desespere se ovos não são a sua praia. Concentre-se na densidade de proteínas e calorias e não se esqueça de consultar profissional capacitado para te orientar nesses ajustes.

[17] Ratliff J, Leite JO, de Ogburn R et al. Consuming eggs for breakfast influences plasma glucose and ghrelin, while reducing energy intake during the next 24 hours in adult men. Nutr Res. 2010 Feb; 30(2):96-103.
[18] Meinert L, Kehlet U, Aaslyng MD. Consuming pork proteins at breakfast reduces the feeling of hunger before lunch Appetite. 2012 Oct; 59(2):201-3.

Forre o estômago

Lanches na parte da tarde com maior teor proteico podem influenciar no controle do apetite também. Para testar essa hipótese, pesquisadores testaram em voluntários saudáveis três tipos de lanches, que diferiam na carga proteica: 5, 14 e 24 g de proteína. Foi observado que quanto maior a carga proteica no lanche da tarde menor a fome e maior a saciedade. O lanche "campeão" nesse estudo foi iogurte grego com alto teor proteico[19], sempre uma boa escolha para segurar o apetite.

---

[19] Douglas SM, Ortinau LC, Hoertel HÁ et al. Low, moderate, or high protein yogurt snacks on appetite control and subsequent eating in healthy women. Appetite. 2013 Jan; 60(1):117-122.

Lembre-se das fibras

Nem todos conseguem trazer as fibras "para a vida", e no longo prazo, não é comum muitos ingerirem uma cota abaixo da recomendada pelas diretrizes[20].

Em ocasiões como as Festas de Fim de Ano, o uso das fibras pode contribuir e muito como uma estratégia complementar com alto poder sacietógeno[21].

---

[20] BRASIL, Ministério da Saúde, Guia Alimentar para a População Brasileira
https://bvsms.saude.gov.br/bvs/publicacoes/guia_alimentar_populacao_brasileira_2ed.pdf

[21] Farajian P, Katsagani M, Zampelas A. Short-term effects of a snack including dried prunes on energy intake and satiety in normal-weight individuals. Eat Behav. 2010 Aug;11(3):201-3. doi: 10.1016/j.eatbeh.2010.02.004.

Não estou falando apenas no uso das fibras naturalmente presentes nas verduras, mas do uso de módulos ou sachês de fibra solúvel ou de fibras naturais como o *psyllium* por exemplo.

Não deixe de consultar um profissional capacitado para uma orientação mais precisa e adequada à sua condição clínica

Montagem do Prato

Comece sempre pelas proteínas. Não retire das carnes a gordura natural, mas também não as procure caso o interesse objetivo seja controle do peso. Nada de procurar o "bombom" de gordura da picanha...

Depois, vá para as verduras, caprichando nas fibras.

Deixe o carboidrato para o fim, com moderação naquela turminha do "amido". Considere inclusive deixá-los para a sobremesa, a fim de que você possa aproveitá-la mais plenamente.

Lembre-se que na natureza, você só encontra a combinação gordura + carboidrato em dois alimentos: o leite materno e as bolotas. As bolotas, parente das avelãs, são alimentos de alta densidade calórica de alta predileção por pequenos roedores do hemisfério norte. E por que eles preferem isso? Simples. A combinação gordura + carboidrato favorece especialmente o acúmulo energético para o período de hibernação prestes a chegar. Portanto, não coma como se estive se preparando para o inverno, isto é, não misture gordura com carboidrato.

Bebidas

Não beba as calorias. Evite os sucos de fruta, evite refrigerantes com açúcar. Prefira até mesmo o refrigerante *zero* mas não ingira bebidas com calorias. Se não tiver jeito e for "derrapar" para o refrigerante zero, prefira aqueles sem sacarina, o "mais viciante" dos adoçantes.

Em muitos núcleos familiares, vinho, espumante e cerveja[22] estão presentes, e são de fácil acesso. Esteja atendo para não deixar-se levar pela animação, pela euforia e pelas taças a mais.

Embora bebidas como vinhos branco ou tinto, champagne, whisky, gin ou vodka não tenham teor importante de álcool, é importante mencionar aqui o baixo poder sacietógeno do álcool. Bebe-se que nem se sente...

Além disso, com a ajuda de Baco, o deus grego do vinho, podemos estar inclinado a um relaxamento da vontade e... já viu né? Maior ingestão.

---

[22] A cerveja era considerada pelos medievais como o "pão líquido".

E tem mais.

O álcool em si tem calorias. Cada grama de etanol é capaz de carregar consigo aproximadamente 7 kcal e em nosso organismo essa substância tem prioridade metabólica em relação ao demais tipos de nutrientes.

Definitivamente, o álcool não ajuda a perder peso.

Mesmo que você não esteja dirigindo, beba com moderação, isto é, até duas taças de vinho ou equivalente. E sempre beba água junto com seu vinho.

Nem precisa dizer que isso se aplica nas às comemorações do trabalho, ok?

Ordem dos Alimentos

Os italianos são muito sábios à mesa. Basta ver a sequência de pratos em uma refeição. Eles começam com um prato de saladas ou uma tábua de carnes e queijos.

E isso tem uma finalidade especial: ele dispara de modo antecipado os hormônios de saciedade.

Considere portanto um antepasto proteico, com fibras ou mesmo com uma gordura saudável antes do jantar. Abra a refeição com um presunto, umas amêndoas, uma saladinha, azeitonas ou ovos de codorna.

Além do efeito sobre a saciedade, a ordem dos alimentos influencia na incursão glicêmica pós-prandial e também no pico de insulina.

Estudos mostram que modificar a ordem dos alimentos é eficaz na redução dos picos glicêmicos e de insulina em indivíduos com pré-diabetes[23].

---

[23] Shukla AP, Dickison M, Coughlin N et al. The impact of food order on postprandial glycaemic excursions in prediabetes. Diabetes Obes Metab.

Com o estômago já mais cheio, as chances de exagero diminuem.

Deixe sempre o carboidrato para o final. Ou, preferencialmente, como falei acima, para a sobremesa.

Se possível, prefira vegetais menos processados, preparados mais 'al dente'.

Nem todos o processamento a que os alimentos estão expostos acontecem em ambientes industriais[24]. Um processamento simples, como espremer uma laranja, é capaz de tornar altamente disponível uma grande carga de glicose, pronta para ser absorvida pelo seu trato digestório. O mesmo funciona para alimentos ricos em carboidratos, seja cereal, seja fruta[25]. O que você acha que acontece ao transformar o trigo em farinha?

2019 Feb;21(2):377-381. doi: 10.1111/dom.13503..
[24] Carmody RN, Wrangham RW. The Energetic

Ao extrair o conteúdo energético da textura natural do alimento, aumentamos a disponibilidade, a capacidade de absorção e a entrada de carboidratos na circulação.

Quanto menor grau de processamento, maior será a preservação da matriz que "protege" o conteúdo nutricional do vegetal. Com isso, você vai ganhar duplamente. Primeiro em termos de saciedade, dada a ingestão de maior carga de fibras. Em segundo lugar, por reduzir a disponibilidade de amido à digestão na luz intestinal.

Em outras palavras: troque o purê de batata pela batata assada com casa; troque o creme de abóbora pela abóbora assada (quanto mais rústica melhor). E não beba suas frutas.

Significance of Cooking. J Hum Evol. 2009 Oct;57(4):379-91.

[25] Bornet FR, Fontvieille AM, Rizkalla S et al. Insulin and glycemic responses in healthy humans to native starches processed in different ways: correlation with in vitro alpha-amylase hydrolysis. Am J Clin Nutr. 1989 Aug;50(2):315-23.

Comece a implementar o jejum intermitente.

Você já deve ter ouvido falar de jejum intermitente. Pois bem, a preocupação com os ganhos indesejáveis no fim de ano são um bom motivador para você procurar saber mais sobre o assunto.

Temos tratado do tema do jejum intermitente em outros materiais, mas não custa lembrar que é uma estratégia interessante para os tempos de festa.

Existem várias maneiras de se implementar o jejum intermitente. Começo com duas delas que são bem simples sobretudo para quem está começando.

Janela de 12 horas

A forma mais básica de implementar o jejum intermitente é atingir a meta de 12 horas sem se alimentar. Por quê 12 horas? Por quê coincide aproximadamente com a janela de tempo em que o estoque hepático de glicose (o chamado *glicogênio*), já se esgotou em mais de ⅔.

Após esse tempo sem a entrada de alimento, principalmente de glicose, a insulina encontra-se mais baixa, permitindo a quebra de gordura e assim, a tão desejada mudança no tipo de combustível utilizado pelo organismo.

Um modo simples de instituir isso é jantar às 20h e deixar para tomar seu café da manhã às 08h do dia seguinte.

Essa janela pode ser facilmente deslocada conforme a necessidade de agenda. O importante é começar.

Pular Refeições, sem Restringir Calorias

O segundo método para implementação do jejum intermitente é pular o café da manhã. Inicialmente 01 vez por semana, escalonando para 2 dias por semana em dias alternados. Por exemplo, uma terça e quinta ou terça e sexta.

Avance gradativamente, sem pressa. Pode haver uma certa demora à adaptação e por vezes você pode se encontrar com muita fome na parte da manhã.

Respeite-a, alimente-se, e retorne ao plano de pular refeições na próxima oportunidade. Atingir essa meta pelo menos 5 x na semana é uma marca excelente. Note bem que estamos falando de restrição da janela de alimentação, isto é, da quantidade de tempo "liberada" para alimentação. Não estamos abordando aqui a redução estratégica das calorias. A intenção é deixar a fome ser seu guia neste período de ingestão liberada.

Café e chá, quentes ou gelados, são importantes aliados nesta estratégia. Ou seja, permita que o café da manhã seja realmente "o café da manhã". E não esqueça de se perguntar sempre se você está com fome ou com vontade de comer.

Outra modalidade interessante, sobretudo em cenários de viagem é pular o almoço 2 a 3 vezes na semana.

Aproveite o café da manhã continental, fazendo um aporte reforçado e ganhe autonomia até a parte da tarde.

Existem outros métodos de implementação de jejum intermitente, que não abordaremos neste trabalho.

Como os dois métodos apresentados são simples e constituem os passos iniciais para qualquer novato, ficaremos, para fins desse trabalho, apenas neles.

Gatilhos Comportamentais

Atenção aos gatilhos comportamentais que nos distraem e fazem derrapar:

- Contrastes e texturas AUMENTAM a palatabilidade. Por que você acha que a farofa tem o poder que têm? E o queijo com goiabada ou o primo rico, o *brie* com geleia de damasco? Crocantes, molhos, acidez combinada com doçura, doce com salgado, farofa (seco) com caldos (molhados), *croutons*, cubinhos de bacon, etc. tudo isso, aumenta o prazer de comer.

- Variedade de pratos na sequência abre nossa guarda para "experimentar um pouco de cada coisa". Você absolutamente não precisa provar de tudo. Estipule, por exemplo, apenas 3 alimentos para fazer o prato, concedendo-se inclusive uma maior liberalidade. O *efeito buffet* (o famoso "vou pegar um pouquinho de cada coisa") resulta frequentemente em maior ingestão. Procure reduzir a variedade, ainda que tenha que aumentar a quantidade dos poucos alimentos selecionados.

- O efeito sobremesa é uma variação do efeito *buffet*, já que introduz ao final da alimentação o paladar "docinho". Não o subestime: ele é tão forte que é capaz de criar um segundo estômago para receber o creme de papaia com cassis após um churrasco. Ou, no nosso caso, a rabanada após o peru.

- O efeito harmonização - sobretudo com álcool, que tem baixo limiar de saciedade (note como as taças se esgotam mais rápido do que os copos d'água). Beba água junto com a taça de vinho.

- Reduzem a palatabilidade o preparo austero, sem grandes temperos, sem caldos, sem molhos, sem grandes variedades, sem muitos requintes, preferencialmente preparada por você (o que dá trabalho, e tudo o que dá trabalho, aumenta o "árduo" da alimentação);

- Antecipação do futuro através de exercícios imaginativos sobre a saúde, perda de peso, se feitos ANTES da exposição podem ajudar na contenção dos impulsos e reduzir o limiar de saciedade. Seria o típico exemplo de fazer um simples exercício de pensar nas consequências ANTES da turma chegar para a ceia.

- *Snacks* são sempre eventos "emocionais" e não "nutricionais". Deixar a exposta na mesa enquanto se conversa é um convite para se beliscar. Se a ocasião permitir, deixe os pratos em outro local, ou saia de perto da bandeja de nozes, cerejas ou rabanadas.

Sobre Caminhadas

Nunca tente compensar todos os excessos fazendo atividade física. Você não estará agindo na solução do problema, que é a criação de um hábito de vida diferente. O exercício físico é uma prática fundamental para uma vida saudável, porém, não é indispensável para perda de peso. Não quero com isso dizer que está liberado ficar pendurado no celular ou assistindo série de *streaming* ok? Apenas não é possível vencer com exercícios uma alimentação desregrada.

Lembre-se que nessa época do ano, as academias abrem com regimes especiais, e por isso não adianta espernear. Mas adiante caminhar. Na dúvida, caminhe. Se possível, em jejum. Se não, tudo bem. Apenas caminhe. Qualquer coisa é melhor que nada. Sair de casa já é uma vitória: considere isso "o menor treino do mundo". Claro! Vencer a inércia não é para qualquer um.

Se for possível inserir as caminhadas como a primeira atividade do dia, tanto melhor. Outra coisa boa é deixar a atividade próxima da alimentação, seja do almoço ou do jantar. Elas têm lá seu valor e segundo alguns estudos, podem promover um efeito sacietógeno[26,27,28,29]. Mesmo sem repercutir de imediato no ponteiro da balança, vai contribuir para melhora do padrão hormonal associado à alimentação[30]

[26] Jokisch E, Coletta A, Raynor HA. Acute energy compensation and macronutrient intake following exercise in active and inactive males who are normal weight. Appetite. 2012 Apr;58(2):722-9. doi: 10.1016/j.appet.2011.11.024.
[27]Martins C, Morgan LM, Bloom SR, Robertson MD. Effects of exercise on gut peptides, energy intake and appetite. J Endocrinol. 2007 May;193(2):251-8.
[28]Bennard P, Doucet E. Acute effects of exercise timing and breakfast meal glycemic index on exercise-induced fat oxidation. Appl Physiol Nutr Metab. 2006 Oct;31(5):502-11.
[29] Aoi W, Yamauchi H, Iwasa M, Mune K, Furuta K, Tanimura Y, Wada S, Higashi A. Combined light exercise after meal intake suppresses postprandial serum triglyceride. Med Sci Sports Exerc. 2013 Feb;45(2):245-52. doi: 10.1249/MSS.0b013e31826f3107.
[30] Hashimoto S, Hayashi S, Yoshida A et al.

Considere intensificar sua rotina de treinos. Converse com seu educador físico sobre treinos tipo HIIT (*high intensity interval training*). São treinos curtos, porém intensos que tem como finalidade esgotar as reservas de carboidratos no músculo, "criando espaço" para o que há de vir.

Diferencie a Fome *da* Vontade de Comer

Não coma se não tiver fome. Ok...

Mas, como diferenciar a fome da vontade de comer?

Acute effects of postprandial aerobic exercise on gglucose and lipoprotein metabolism in healthy young women. J Atheroscler Thromb. 2013;20(2):204-13.

O primeiro método é sentir o estômago roncando. Aliás, é por isso que o hormônio grelina – o hormônio da saciedade – tem esse nome. É uma onomatopeia do barulho que o estômago faz nessas ocasiões, é o famoso *"gnarl"* da fome.

Mas nem sempre esse sinal é por nós percebido, pois simplesmente nós, ocidentais, acostumados a comer a cada 4 horas, nos desacostumamos a sentir fome.

O segundo método é assim: na hora em que for necessário fazer essa distinção, faça o seguinte:

a) Deixe que sua imaginação apresente para você, o seu prato proteico salgado preferido. Imagine na sua frente o seu prato de comida preferido. Para mim é carne moída, com um ovo em cima. E um pouquinho de páprica misturada. E umas amêndoas.

b) Com esta imagem mental na sua frente, pergunte-se se é este prato o que você comeria agora. Se for, é fome.

c) Se não for exatamente isso, então não é fome. É vontade de comer. Busque alternativas de atividade que não sejam assimilação de alimento: vá fazer flexões, agachamentos, vai dar uma volta na esquina... Encontre uma *ponte* que não utilize alimentos para vencer esse período.

Evite os snacks e lanches.

Sobretudo nos dias das festividades, tente fazer boas refeições, que garantam a saciedade até a hora da celebração. Evite a qualquer custo os *snacks*.

Esses lanchinhos estão associados a um maior consumo médio de calorias no dia[31].Estudos mostram que nos últimos anos o excesso de snacks - muito mais do que a quantidade de comida a cada refeição – foram um dos fatores mais importantes para aumento da obesidade na América do Norte[32]

Deu fome? Tome um café duplo. Se inevitável, fuja dos lanches com alto teor de açúcar, que podem até dar uma energia transitória, mas vão te deixar com fome em poucas horas.

---

[31] Barrington WE, Beresford SAA. Eating Occasions, Obesity and Related Behaviors in Working Adults: Does it Matter When You Snack? Nutrients. 2019 Oct 1;11(10). doi: 10.3390/nu11102320.
[32] Duffey KJ, Popkin BM. Energy Density, Portion Size, and Eating Occasions: Contributions to Increased Energy Intake in the United States, 1977–2006.

Se tem dúvidas sobre o teor de carboidrato, leia o rótulo ou consulte um profissional capacitado para ajudá-lo. Aliás, aprender a ler os rótulos é uma competência fundamental para qualquer pessoa preocupada com a própria saúde.

Palavras Finais

Muita coisa, amigo leitor? Pode até ser. Mas comece pequeno, implantando um ou outro hábito a cada poucos dias. Até a data das festas você já terá feito um considerável avanço.

Espero ter ajudado na preparação do período de festas que está por vir. Com o preparo adequado, de forma antecipada, tenho certeza que transitaremos através desse período de festas com danos reduzidos. Ficarei muito feliz em ouvir de você como foram as comemorações, como você se saiu e quais estratégias você adaptou para ficar com o melhor dos dois mundos: a festa da comemoração e a saúde metabólica. Fique à vontade para escrever-me. Terei o maior prazer em convidá-lo a apresentar suas experiências à discussão em minhas redes sociais

Críticas, comentários, sugestões a esse material serão muito bem-vindos. Sinta-se à vontade de dar *feedback* através de email.

Se achou que esse material foi de utilidade, encaminhe para seus amigos e conhecidos, colegas da repartição, do hospital, do escritório. E, é claro, para os familiares.

Desejo momentos de grande celebração, assim como sucesso e realizações no próximo ano.

E se as dúvidas surgirem, não deixem de procurar um profissional capacitado.

Um Feliz 2020 com muitas conquistas para todos.